Guide d'utilisation du Cialis pour les hommes

Un aperçu complet des pilules et de leurs avantages - Conserver une érection dure Obtenez une énergie et une performance accrues à action rapide et stimulantes pour un point culminant bleu époustouflant

Dr George Billings

@ **Droits d'auteur**

CLAUSE DE NON-RESPONSABILITÉ

Le contenu de ce livre ne doit être utilisé qu'à des fins éducatives et informatives générales. Il ne doit pas être utilisé à la place d'un avis médical expert, d'un diagnostic ou de soins. En fait, vous devriez toujours consulter votre médecin si vous avez des questions sur un problème médical.

Table des matières

Chapitre un

Introduction

Si vous cherchez une solution à vos problèmes de dysfonction érectile, ce livre peut vous être utile. Les professionnels de la santé ont déterminé qu'il est important qu'une érection ne puisse pas être obtenue ou maintenue, et le Cialis (tadalafil) est l'un des médicaments les plus couramment prescrits pour traiter cette maladie.

La dysfonction érectile est un trouble qui altère la capacité d'un homme à avoir des relations sexuelles ; le tadalafil est utilisé pour le traiter. Ce médicament fait partie de la classe de médicaments appelés inhibiteurs de la phosphodiestérase 5 (PDE5).

Ces médicaments entraînent une inhibition prématurée de la phosphodiestérase de type 5. Cette enzyme particulière est active dans le pénis.

L'incapacité d'un homme à maintenir une érection après six expériences sexuelles passionnantes est appelée dysfonction érectile. En régulant l'enzyme, le tadalafil prolonge une érection, bien que le corps de l'homme augmente automatiquement le flux sanguin vers son pénis en réponse à une stimulation sexuelle. Le tadalafil ne produit pas d'érection en l'absence de stimulation physique du pénis, comme lors d'un rapport sexuel.

Les hommes qui présentent les signes avant-coureurs et les symptômes de l'hyperplasie bénigne de la prostate (HBP) peuvent également être traités avec du tadalafil. L'HBP est principalement causée par une hypertrophie. Les hommes atteints d'hyperplasie prothétique bénigne (HBP) ont généralement un débit urinaire réduit au début, des difficultés à uriner et une miction à minuit.

Le tadalafil peut réduire la gravité des symptômes et peut-être éliminer le besoin d'une intervention chirurgicale sur la prostate. Les symptômes de l'HBP et de la dysfonction érectile sont également traités avec ce médicament.

Les hommes et les femmes se voient prescrire du tadalafil pour augmenter leur niveau d'activité et gérer les symptômes de l'hypertension artérielle pulmonaire.

Cette hypertension affecte la principale artère sanguine qui quitte le ventricule droit du cœur. Le ventricule droit doit travailler plus fort pour pomper le sang dans les poumons lorsque les plus petits capillaires sanguins des poumons deviennent moins perméables au flux sanguin. Le tadalafil détend les artères sanguines des poumons en agissant sur l'enzyme PDE5. Par conséquent, le cœur aura besoin de moins d'efforts pour pomper davantage de sang vers les poumons.

La Food and Drug Administration des États-Unis (USFDA) a autorisé le tadalafil en 2003 comme remède contre la dysfonction érectile.

La faible libido ou la dysfonction érectile ne sont pas améliorées par le Cialis ou d'autres inhibiteurs de la PDE5. Néanmoins, l'utilisation de médicaments pour aider à obtenir et à maintenir une érection nécessite une application à la fois psychologique et physique.

L'oxyde nitrique (NO) est libéré lorsque le désir sexuel active le système nerveux parasympathique. Des niveaux élevés de NO entraînent une plus grande production cyclique de GMP. Cialis pour la dysfonction érectile permet à plus de sang de circuler dans le pénis en relaxant les artères qui l'alimentent. Essien réduit les symptômes et les indications de l'HBP en relaxant les muscles de la vessie, facilitant ainsi la miction. Une ordonnance est nécessaire pour acquérir du Cialis.

Chapitre deux

Prendre du Cialis

Le pénis gonfle de sang lors d'une érection pénienne. En effet, les veines irriguant le pénis permettent une circulation sanguine sans entrave. En conséquence, les vaisseaux sanguins provenant du pénis dégénèrent. Un caillot de sang se forme dans le pénis lors d'une érection.

Le Cialis inhibe également les effets d'un médicament sur ordonnance que le corps transporte fréquemment dans le pénis pendant l'activité sexuelle dans le cadre de son mode d'action. En conséquence, le pénis est désormais à la portée du design Stream. Les érections sont généralement causées par une augmentation du flux sanguin vers certaines régions internes du pénis.

L'oxyde nitrique parvient enfin au pénis, où il renforce l'attractivité de l'homme.

Le GMPc et l'oxyde nitrique régulent les artères sanguines qui alimentent et drainent la région pénienne. PDE5 est un atome alternatif qui surpasse le cGMP. Les veines reprennent leur position de repos une fois l'érection terminée. Lors de l'utilisation de Cialis, le PDE5 ne peut pas être plus performant que le cGMP. Cela peut conduire à une érection qui dure plus longtemps.

Étant donné que la PDE5 est présente dans les muscles autour des veines de division des poumons, cette approche pharmacologique peut aider au traitement de l'hypertension pneumonique.

Chapitre trois

Utiliser Cialis

La plage posologique du Cialis est de 5 à 20 mg sous forme de pilules jaunes, en forme d'amande et pelliculées. Le traitement de la dysfonction sexuelle masculine, souvent appelée dysfonction érectile (DE), implique la prescription du médicament Cialis. Une érection peut être obtenue et maintenue par un homme à l'aide du tadalafil lorsqu'il est combiné à une stimulation sexuelle, car il améliore le flux sanguin vers le pénis. Il n'est pas possible d'obtenir une érection avec ce médicament en l'absence de stimulation sexuelle. Pour que l'activation du médicament se produise et ait un impact, certaines conditions doivent être remplies.

Les symptômes de l'HBP comprennent des jets faibles, des impulsions fréquentes à uriner et des difficultés à déclencher l'écoulement de l'urine pendant la miction. Le tadalafil est un autre médicament utilisé pour traiter ces symptômes. Il est communément reconnu que le tadalafil détend les muscles lisses de la vessie et de la prostate.

De plus, il ne traite pas les infections transmissibles, notamment la syphilis, la gonorrhée, l'hépatite B ou le VIH. Pour plus d'informations, parlez-en à votre médecin ou votre pharmacien. Avant de commencer à prendre du tadalafil, lisez la notice d'information destinée aux patients que votre médecin vous a fournie. Après cela, relisez-le avant de vous procurer une recharge. Si vous avez des inquiétudes, consultez un professionnel de la santé, tel que votre médecin traitant.

Selon les directives de votre médecin, prenez ce médicament par voie orale, avec ou sans repas. Il est conseillé de prendre du tadalafil une fois par jour. L'estimation variera en fonction de vos antécédents de consommation de drogues, de votre réponse au traitement et de la gravité de votre maladie. Consultez votre médecin traitant ou un pharmacien pour obtenir des détails supplémentaires sur les médicaments que vous prenez. Les médicaments sur ordonnance et en vente libre ainsi que les biens communs sont couverts.

Pour le Cialis, il existe deux options de dosage. Votre médecin peut vous conseiller sur le dosage optimal de Cialis. Assurez-vous de suivre attentivement les instructions de votre médecin, car la méthode avec laquelle vous prenez votre médicament modifie la posologie. Une dose initiale de 10 mg doit être administrée pour la première technique 30 minutes avant de commencer une activité sexuelle. L'utilisation du tadalafil peut avoir un impact sur la fonction sexuelle jusqu'à 36 heures. Un ajustement posologique peut alors être nécessaire en fonction de la réponse du patient. Quoi qu'il en soit, l'approche la plus extrême consiste à administrer une dose unique de 20 mg. Une dose est autorisée toutes les 24 heures. Cependant, une dose quotidienne de 10 à 20 mg n'est pas recommandée car les fragments du médicament peuvent rester dans la circulation sanguine jusqu'à 24 heures.

Si les patients choisissent d'adopter un comportement dynamique et actif (tel qu'un engagement sexuel), ils peuvent prendre 5 mg deux fois par semaine ; cependant, la posologie peut être réduite à 2,5 mg en fonction de la réaction du patient. Le Cialis est un médicament sur ordonnance contre la dysfonction érectile disponible pour les hommes et les femmes de plus de 18 ans.

La prochaine étape dans le traitement de la dysfonction érectile consiste à prendre régulièrement du Cialis. Si vous avez des relations sexuelles fréquentes, vous pouvez les avoir quand vous le souhaitez.

Pour traiter les symptômes de l'HBP, utilisez ce médicament une fois par jour selon les directives de votre médecin. Si vous prenez du finastéride pour traiter les symptômes de l'HBP, discutez avec votre médecin ou votre pharmacien de la posologie appropriée et de la durée d'utilisation.

Si vous utilisez Cialis comme indiqué et souffrez à la fois d'HBP et de dysfonction érectile, prenez une dose par jour. L'activité sexuelle peut survenir à intervalles irréguliers. Le médicament doit être pris quotidiennement pour traiter la dysfonction érectile, l'HBP ou les deux. Vous devez configurer des rappels périodiques pour vous aider à vous rappeler de prendre votre médicament. Prenez rendez-vous avec votre médecin si la situation ne s'améliore ni ne s'aggrave.

Chapitre quatre

Effets secondaires

Le tadalafil ou le Cialis utilisés avec un supplément de nitrate provoqueront une chute spectaculaire de la tension artérielle, une condition appelée hypotension.

Si vous prenez un nitrate pour des problèmes cardiaques ou une gêne thoracique, vous ne devez pas utiliser le Cialis.

Consultez immédiatement un médecin si l'un des signes suivants, d'une réelle complexité, se manifeste pendant une activité sexuelle :

- Migraine
- Constipation

- Mal au dos

- Douleurs et douleurs dans les muscles

- Blocage du nez

- Rinçage

- Vertiges

Si l'un de ces effets secondaires s'aggrave ou persiste, veuillez contacter immédiatement votre médecin traitant ou un expert pharmaceutique.

En vous levant doucement d'une position assise ou endormie, vous pouvez réduire le risque de fatigue et de confusion. N'oubliez pas que ce médicament présente plus d'avantages que d'inconvénients, c'est pourquoi votre médecin vous l'a prescrit. De nombreuses personnes qui utilisent ce médicament signalent des effets secondaires très minimes.

Si vous souffrez déjà de problèmes cardiaques, les relations sexuelles peuvent aggraver considérablement la tension cardiaque. En plus des problèmes cardiaques, si vous présentez l'un des symptômes suivants, vous devez immédiatement cesser d'avoir des relations sexuelles et consulter un médecin.

- Étourdissement.
- évanouissement,
- Douleur à la poitrine
- Mal à la mâchoire
- Douleurs dans les bras.
- Nausée

La déficience visuelle à long terme (NOIAN) est une conséquence rare d'une perte brutale de la vision d'un ou des deux yeux. Si cette situation dangereuse se produit, arrêtez immédiatement de prendre du tadalafil et consultez un médecin. Le tabagisme, l'hypertension artérielle, le diabète, l'hypercholestérolémie, l'hypertension, plusieurs autres troubles oculaires ("disque encombré") ou le fait d'avoir plus de 50 ans augmentent tous quelque peu votre risque de NAION.

Dans de rares cas, une personne peut subir une perte soudaine de l'audition, parfois accompagnée de bourdonnements d'oreilles et de vertiges. Si vous ressentez l'un de ces effets indésirables, arrêtez immédiatement de prendre Tadalafil et consultez un médecin.

Si vous avez une érection inconfortable ou retardée qui dure plus de quatre heures, vous devez arrêter de prendre ce médicament dès que possible et consulter un médecin. Si vous ne le faites pas, vous courez le risque de rencontrer à nouveau des problèmes.

L'utilisation de ce médicament entraîne rarement des réactions d'hypersensibilité graves. Consultez un médecin d'urgence si vous développez une éruption cutanée, des picotements ou un gonflement (en particulier sur le visage, la langue ou la gorge), des étourdissements graves ou des difficultés à vous endormir.

Les résultats ne sont en aucun cas exhaustifs. Consultez votre médecin traitant ou un expert pharmaceutique si vous ressentez d'autres effets secondaires désagréables qui ne sont pas inclus dans cette liste.

Chapitre cinq

Ceux qui ne peuvent pas prendre de Cialis

Si vous présentez l'une des conditions suivantes, vous ne pouvez utiliser le Cialis qu'avec le consentement et la prescription de votre médecin :

- infection du foie ou des reins.
- un ulcère dans le système digestif.
- tout ce qui empêche les individus d'avoir des relations sexuelles.

Il est possible d'obtenir plusieurs mesures de tension artérielle. Les individus peuvent être touchés par l'hémophilie, la leucémie, le myélome, la leucopénie, la drépanocytose et d'autres troubles sanguins.

La rétinite pigmentaire est un type de rétinite qui affecte les yeux.

Vous avez souffert de tissus myocardiques morts, d'insuffisance cardiaque congestive ou d'un accident vasculaire cérébral au cours des trois ou six derniers mois. La maladie de La Peyronie, par exemple, modifie l'anatomie du pénis. Pensez à l'angine de poitrine ou à toute autre maladie cardiaque.

De nombreuses personnes souffrant d'hyperplasie bénigne de la prostate (HBP) et de dysfonction érectile (DE) ont de l'espoir grâce au puissant médicament Cialis (tadalafil). Mais il est important de réaliser que l'utilisation du Cialis peut comporter des risques importants pour certaines personnes. Veuillez parler avec votre médecin avant d'utiliser Cialis si vous correspondez à l'une des descriptions suivantes :

1. **Les personnes prenant des nitrates**: Lorsque Cialis est pris avec des nitrates, qui sont fréquemment prescrits pour l'angine de poitrine (douleurs thoraciques), la tension artérielle peut chuter dangereusement. Cette combinaison met votre santé en danger en provoquant de graves problèmes cardiovasculaires.

2. **Personnes souffrant de maladies cardiaques graves**: Cialis pourrait ne pas être sans danger pour vous si vous souffrez d'arythmies

incontrôlées, d'insuffisance cardiaque importante ou d'antécédents de crise cardiaque ou d'accident vasculaire cérébral. Le Cialis peut être trop lourd à tolérer pour votre cœur pendant la période dont il a besoin pour se réparer et se stabiliser.

3. **Patients atteints d'une maladie grave du foie ou des reins**: Le Cialis peut s'accumuler dans l'organisme, augmentant le risque d'effets indésirables graves chez les personnes atteintes d'insuffisance rénale terminale nécessitant une dialyse ou une insuffisance hépatique grave. Lorsque votre foie et vos reins ne fonctionnent pas bien, il peut être

risqué de prendre Cialis avec vos autres médicaments, car ils sont essentiels à la décomposition et à l'élimination des médicaments.

4. **Personnes souffrant d'hypotension (hypotension)**: Cialis peut aggraver l'hypotension artérielle et l'hypotension orthostatique, qui sont des conditions dans lesquelles la tension artérielle chute de manière significative lorsque vous vous levez. Ces conditions peuvent provoquer des étourdissements, voire des évanouissements. Il est essentiel que vous vous protégiez, et l'utilisation de Cialis peut le faire.

5. **Les personnes atteintes de rétinite pigmentaire**: Cialis peut aggraver votre maladie génétique rare. Ce trouble affecte les yeux. Nous souhaitons travailler avec vous pour préserver votre vision, qui n'a pas de prix.

6. **Personnes allergiques**: Veuillez éviter d'utiliser le Cialis si vous savez que vous êtes allergique au tadalafil ou à tout autre ingrédient de celui-ci. Une forte réaction allergique peut être mortelle.

7. **Ceux déconseillés d'activité sexuelle**: Cialis peut surmener votre cœur si vous présentez des facteurs de risque cardiovasculaire et si on vous a dit de vous abstenir

de toute activité sexuelle. Prendre
des risques inutiles n'est pas aussi
vital que votre vie et votre bien-
être.

Chapitre six

Précautions

Informez votre médecin ou votre pharmacien si vous avez déjà souffert d'hypertension ou de toute autre sensibilité avant de commencer Cialis. Les substances inactives contenues dans ce produit peuvent provoquer de l'hypertension et d'autres problèmes de santé. Pour plus d'informations, consultez un spécialiste ou votre pharmacie.

Discutez de vos antécédents médicaux avec votre médecin ou votre pharmacien, surtout si vous avez déjà souffert de l'une des affections suivantes : accident vasculaire cérébral, angulation, fibrose/cicatrice du pénis, maladie du foie, maladie rénale, hypertension ou hypotension, dépression cardiovasculaire, angine de poitrine, douleur thoracique ou antécédents d'érections problématiques ou retardées (priapisme).

Discutez de tous les médicaments que vous utilisez, y compris les produits en vente libre, les prescriptions professionnelles et les médicaments suggérés par des non-spécialistes, avec votre médecin ou un expert dentaire avant la chirurgie.

Ce médicament n'est pas destiné à être utilisé par les femmes. Pendant la grossesse, utilisez-le uniquement lorsque cela est absolument indispensable. Discutez des avantages et des inconvénients de tout médicament avec votre médecin avant de le prendre.

Avant d'allaiter, renseignez-vous auprès de votre médecin si ce médicament est excrété dans le lait maternel.

Chapitre sept

Interactions

Les interactions médicamenteuses peuvent nuire considérablement à votre santé ou modifier le fonctionnement de vos ordonnances. Ce n'est en aucun cas une liste exhaustive. Énumérez tous les produits que vous utilisez, y compris les suppléments à base de plantes, sur ordonnance et en vente libre. Vous devriez discuter de cette liste avec un expert pharmaceutique ainsi qu'avec votre fournisseur de soins primaires. Ce n'est jamais une bonne idée de commencer, d'arrêter ou de changer de médicament sans consulter au préalable votre médecin traitant. Le riociguat est un médicament susceptible d'interagir avec celui-ci.

Lorsque le tadalafil et les nitrates sont pris ensemble, la tension artérielle peut chuter de manière significative, augmentant ainsi le risque d'évanouissement, d'évanouissement et, dans de rares cas, d'insuffisance cardiaque ou d'accident vasculaire cérébral. Si vous prenez des nitrates (nitroglycérine, isosorbide), des médicaments pour sportifs contenant du nitrite de butyle ou d'amyle, ou certains traitements contre l'angine, utilisez le tadalafil avec prudence.

Si vous utilisez un alpha-bloquant (doxazosine ou tamsulosine, par exemple, pour traiter l'HBP ou l'hypertension) et que vous avez des étourdissements ou des évanouissements, votre pouls peut chuter trop bas. Pour réduire le risque d'hypotension artérielle, votre médecin traitant peut ajuster la quantité de tadalafil que vous prenez ou changer l'alpha-bloquant que vous prenez.

Le tadalafil peut quitter votre corps d'une manière différente selon la prescription, ce qui pourrait affecter son bon fonctionnement. Les exemples incluent les antibiotiques macrolides érythromycine et clarithromycine, les inhibiteurs de la protéase du VIH, le ritonavir et le fosamprénavir, la rifampine, le bocéprévir et le télaprévir pour l'hépatite C, l'itraconazole et le kétoconazole.

Si vous souffrez d'hypertension pulmonaire ou de dysfonction érectile, évitez de prendre du tadalafil ou des médicaments comparables (vardénafil, sildénafil, etc.) pendant que vous utilisez ce médicament.

Chapitre huit

Surdosage

Le tadalafil, l'ingrédient principal du Cialis, aide à maintenir des érections puissantes. Des surdoses de Cialis ont été signalées, même si elles peuvent également survenir accidentellement. La surutilisation de ce médicament peut entraîner des symptômes et des effets indésirables. Si vous pensez avoir fait une surdose d'un médicament délivré sur ordonnance, rendez-vous aux urgences les plus proches ou contactez immédiatement votre assurance sociale.

Symptômes de surdosage de Cialis

Vous devez être conscient des signes avant-coureurs suivants d'un surdosage de Cialis :

- Douleur thoracique due à l'anxiété
- Perturbation du rythme cardiaque
- Vertiges
- Avoir du mal à rester éveillé ou avoir des étourdissements
- Nausée

En outre, cela peut augmenter la probabilité de réponses défavorables comme celles-ci.

- Maux de tête
- Indigestion
- Stérilisation des cosmétiques

- Mal au dos

- Un muscle tendu

- L'obstruction des voies nasales est connue sous le nom de congestion nasale.

- Les bras et les jambes sont particulièrement douloureux.

Il peut y avoir d'autres symptômes qui ne sont pas inclus dans ce guide.

Traitement de surdosage

Les surdosages de sédatifs doivent être signalés le plus tôt possible afin que les soins appropriés puissent être prodigués. Le fournisseur d'administrations réparatrices fournira un plan de traitement basé sur les signes et symptômes de l'utilisation de médicaments. Un médicament spécifique n'est pas utilisé pour traiter une surdose de Cialis. Le traitement consiste généralement en des exercices mentaux continus.

Prévention des surdoses

Pour éviter un surdosage, sachez que le Cialis peut rester dans votre sang jusqu'à 72 heures. Habituellement, les patients doivent prendre une pilule de Cialis par jour. Les deux approches posologiques différentes sont les suivantes : dosage continu et dosage selon les besoins. Pour des recommandations posologiques exactes, parlez-en à votre médecin ou à votre pharmacien. Vous devez également lire attentivement l'étiquette du médicament. Si vous avez des questions concernant le médicament ou le traitement recommandé, renseignez-vous auprès de votre pharmacien.

Observez les instructions sur l'ordonnance exactement comme prescrit. Si le médicament ne fonctionne pas ou si vous en avez besoin pour commencer à agir immédiatement, ne vous soignez pas vous-même. Considérez le peu d'effet du Cialis sur les érections. Si vous vous sentez extrêmement euphorique, cela pourrait vous aider à avoir une érection.

C'est également une bonne idée de rester à l'écart de tout ce qui peut interférer avec le traitement ou le mécanisme d'action du Cialis. Les patients ne doivent pas, par exemple, manger de pamplemousses ou de jus de pamplemousse. Étant donné que le Cialis contient du pamplemousse, le corps ne pourrait pas le métaboliser, ce qui pourrait entraîner un surdosage. Prenez du Cialis au moins trois jours après avoir consommé du jus de pamplemousse.

Il n'est pas recommandé de prendre Cialis avec d'autres médicaments contre la dysfonction érectile comme le sildénafil (Viagra) ou le vardénafil (Levitra). Avant de répondre, assurez-vous d'avoir envisagé toutes les possibilités. Chaque patient nécessite des soins spécialisés car ces maladies ne touchent qu'une personne sur huit.

Prendre soin d'une dose oubliée

Prenez votre médicament dès que vous vous en souvenez si vous avez tendance à oublier de le prendre. Si la prochaine dose est imminente, sautez celle oubliée. Pour rattraper le temps perdu, prenez votre prochain repas à la même heure chaque jour.

Chapitre neuf

Stockage du Cialis

Conservez Cialis dans une plage de température ambiante de 68 °F à 77 °F (20 °C à 25 °C) qui vous convient. Conservez-le à l'abri de la chaleur ou du froid intense. Cela garantit que le médicament continue d'agir et qu'il est disponible pour vous aider en cas de besoin.

Conservez Cialis dans un endroit sec. Le médicament peut devenir moins efficace en raison de la détérioration due à l'humidité. Gardez-le hors de la salle de bain et loin de tout autre endroit humide. Il conserve sa puissance grâce à votre engagement à le garder au sec.

Conservez le Cialis à l'abri de la lumière en le conservant dans sa boîte d'origine. Sa puissance peut être affectée par la lumière directe du soleil. Vous préservez sa fonctionnalité uniquement lorsque vous en avez besoin en le protégeant de la lumière.

Assurez-vous que Cialis est conservé dans un endroit sûr, interdit aux enfants et aux chiens. L'ingestion accidentelle de quelque chose peut être nocive. Vous montrez à vos proches que vous tenez à eux en étant vigilant à les garder hors de portée.

Ne prenez jamais de Cialis après la date de péremption indiquée sur l'emballage ; vérifiez toujours la date de péremption. Les médicaments périmés peuvent ne pas fonctionner comme prévu et peuvent même être dangereux. C'est en prêtant attention à ce détail que vous protégez votre santé et votre sécurité.

Si vous devez vous débarrasser du Cialis, ne le jetez pas à la poubelle et ne le jetez pas dans les toilettes. Recyclez vos médicaments ou rapportez-les à une pharmacie qui accepte les retours. Assurez-vous de suivre les réglementations de votre communauté pour une élimination sécuritaire des médicaments. Ce geste bienveillant contribue à la préservation de l'environnement et de votre quartier.

La fin